RAYMOND
DEXTREIT

ÉVITEZ LES CARENCES

Collection « La Santé dans ma Poche »

EDITIONS VIVRE EN HARMONIE
BP 402
95005
CERGYPONTOISE Cedex

Présentation de l'auteur
par Coline Enlart
Journaliste spécialiste en nutrition

Nous remercions la Nature,
ainsi que Michel Pierre
de l'Herboristerie du Palais Royal,
pour l'aide précieuse apportée
à la réalisation de nos couvertures

ISBN 2-7155-0092-0
ISSN 0768-5025
Dépôt légal : 1er trimestre 1994
Achevé d'imprimer
par CORLET Imprimeur S.A.
Dernier tirage : janvier 94

COMMENT SE DÉFEND L'ORGANISME

Il est évident que si l'on observe comment se défend l'organisme, tout autre processus que le système de protection naturelle semble exclu. Cependant, faut-il justifier le postulat d'une seule défense naturelle, dans un examen préalable des conditions communes de protection. Alors doit-on d'abord voir comment est défendu l'organisme.

On se trouve ainsi placé devant deux voies divergentes. D'une part, celle de la défense naturelle de la santé, dont le Dr Carrel disait qu'elle résultait de l'observation de certaines règles naturelles, du respect des lois qui régissent l'univers.

A l'opposé, A. Carrel reconnaissait la « santé » artificielle, celle que l'on entretient à grand renfort de médicaments, de vaccins, de rayons...

Avant d'exposer les conditions de la « santé naturelle », portons notre attention sur son opposé, qui n'est même plus la « santé artificielle », mais un état instable, imparfait et dangereux.

Cette défense artificielle implique un état de sujétion totale devant la médecine et ses impératifs, le recours aux multiples vaccins, toujours insuffisants et limités, qui spécialisent les défenses et en limitent la polyvalence. Celui qui a choisi cette « méthode » — qui d'ailleurs n'en est pas une, puisque excluant l'esprit de synthèse — doit veiller à son approvisionnement en médicaments, que des déviations successives finissent par rendre indispensables.

Une autre obligation est celle des examens fréquents et répétés ; les radios, analyses, prélèvements (aux résultats parfois illusoires ou incertains), contrôles nécessaires pour qui a perdu le sens des conditions normales de la santé. Également celle du recours à tous ces « petits remèdes » coutumiers (aspirine, tranquillisants, somnifères, laxatifs, etc.), nécessités par la persistance d'un état morbide, le mal n'étant que déplacé et jamais vraiment éliminé.

La permanence de cette morbidité, la méconnaissance des causes réelles de la maladie, l'inopportunité des moyens mis en œuvre pour la « combattre » et, souvent même, leur nocivité, placent l'homme moderne dans une position instable, une incertitude totale quant au lendemain. Alors vit-il avec la crainte constante d'être victime de l'un de ces grands fléaux que sont le cancer, l'artériosclérose, les cardiopathies, le rhumatisme, les paralysies, le diabète, l'encéphalite, les néphrites, et même la tuberculose toujours présente et dont les formes nouvelles sont plus insidieuses et plus résistantes devant les remèdes. La présence d'enfants au foyer accroît cette sensation d'insécurité, les parents vivant avec l'angoisse de voir surgir la polio, la leucémie, le rhumatisme articulaire aigu, et tant d'autres maux effrayants.

La défense artificielle entraîne une inévitable fragilisation de l'individu dont les réactions devant tout nouveau microbe, tout virus encore inconnu, sont insuffisantes, voire inexistantes. Aussi la protection spécialisée par les vaccins s'accompagne-t-elle souvent de la réactivation d'un des germes présents, mais jusque-là inoffensifs. Cette déviation des moyens de protection laisse la voie libre.

On accuse les microbes, les virus, de venir nous « contaminer », mais cette contamination n'est possible que si le terrain est favorable. On sait d'ailleurs que ces germes existent déjà dans la cellule, à l'état de « pro-virus », lesquels ne deviennent virulents que sous l'effet d'une excitation quelconque (aliments toxiques ou dénaturés, produits chimiques, vaccins même). L'intervention des germes venus de l'extérieur peut également provoquer un phénomène électrique, venant mettre le feu aux poudres. Surchargé de toxines, l'organisme est alors à la merci du moindre surcroît d'éléments morbides.

Sachant que les troubles du métabolisme de la cellule peuvent transformer sa nucléo-protéine en virus, on s'orientera vers la recherche de ce qui peut perturber ce métabolisme.

Une alimentation désorganisée — donc désorganisante — est souvent en tout premier lieu à l'origine de telles perturbations. Certains pensent parfois pouvoir y remédier en recourant à des substances complémentaires censées remplacer les éléments déficitaires de l'alimentation. Cela ne fait généralement qu'aggraver la situation au lieu d'y remédier.

Ainsi, très nombreux sont les malades ayant pris du calcium médicamenteux à un quelconque moment de leur vie. D'autre part, le blutage excessif des céréales leur fait perdre la majeure partie de la silice qu'elles renferment. Or, si l'on analyse un « fragment » de poumon d'un tuberculeux, une « parcelle » d'intestin de colitique, un « éclat » de tissu osseux d'un ostéitique, une « coupe » d'artère d'un athéromateux, on y retrouve également un excès de calcium et une absence presque totale de silice. Si l'on pouvait établir des rapports de qualité, on s'apercevrait sans doute que ce calcium en excès n'a rien de commun avec celui qui, dans les aliments naturels, est associé à tant d'autres substances favorisant son utilisation normale par l'organisme. Et si, par ailleurs, on sait que la surface interne de nos poumons, de nos intestins, de nos vaisseaux, et la surface externe de nos os sont revêtus d'une couche protectrice de silice, laquelle est maintenant considérée comme une substance protectrice de premier ordre, on envisage mieux combien est désastreuse cette mode de vouloir à tout prix du pain blanc, du riz blanc, de la farine blanche ; également de trop peler les végétaux (fruits et légumes).

Non seulement cela n'arrangerait pas les choses d'absorber de la silice isolée car celle-ci, à l'égal du calcium prémentionné, se conduirait en parasite, en produit encrassant, mais, d'autre part, l'introduction anormale de tels produits pourrait provoquer des carences dans des domaines voisins. Un excès de Calcium peut engendrer un déficit en Magnésium ; l'excès de Sodium, un déficit en Potassium ; l'excès de Potassium, un déficit en Sodium, et ainsi de suite...

Par leur toxicité, des aliments peuvent être précurseurs de carences. Quand l'organisme doit mobiliser toutes ses réserves en Soufre pour neutraliser les déchets indolés de la viande, il ne retrouve plus ce Soufre pour aider au métabolisme du Calcium. Ce n'est pas là le seul méfait de la viande contre laquelle l'organisme doit se défendre avec une hyperleucocytose digestive. D'ailleurs, la viande, même absorbée en mélange avec d'autres aliments, est toujours digérée en priorité, l'organisme évitant de la laisser séjourner dans son état initial. Cette attitude défensive ne suffit malheureusement pas à empêcher tous les dégâts provoqués par un aliment dont l'ingestion laisse des traces jusque dans l'hypothalamus. Si l'organisme parvient à l'acceptation de la viande qui, pourtant, « force » littéralement la cellule glandulaire, c'est que les toxines des aliments carnés se rapprochent singulièrement des siennes. Plus le corps est intoxiqué, mieux il tolère la viande.

Il n'est certainement pas un élément plus important du dispositif de protection qu'une flore bactérienne complète et équilibrée. Or, là encore, les aliments carnés se révèlent perturbateurs, et la flore intestinale d'un carnivore est bien plus restreinte que celle d'un végétarien. Si les enfants végétariens de naissance présentent une résistance telle qu'elle les met à l'abri de toute grave maladie, c'est à la composition, à la variété et à la qualité de leur flore bactérienne qu'ils le doivent.

On a dit des Romains qu'ils avaient pu conquérir le monde grâce, en grande partie, à une flore intestinale qui leur permettait de s'accommoder des aliments trouvés dans les pays conquis. Ils devaient cette flore à leur alimentation variée, alors que d'une alimentation monotone ne peut résulter qu'une flore très limitée et spécialisée. La monotonie alimentaire pourra également se trouver à l'origine de carences comme de surcroîts. Ce n'est que par la variété que l'on trouve les éléments nécessaires à leur utilisation réciproque. Faute de variété, les aliments sont mal utilisés. Il en résulte alors, soit des carences, soit des accumulations de déchets.

S'il est nécessaire de rechercher les aliments les plus naturels, les plus sains, il faut veiller parallèlement à l'entretien des fonctions d'assimilation. Cela est de première importance, des poisons peuvent naître à partir d'un aliment sain s'il est mal transformé ou si sa transformation s'est arrêtée à un stade non terminal.

On en revient toujours à la nécessité d'améliorer les fonctions hépatiques (avec des tisanes, des cataplasmes d'argile sur le foie, l'absorption d'un mélange de citron et d'huile d'olive le matin à jeun, etc.). Nécessité également de tenir compte du facteur psycho-sensoriel dont l'influence est si grande sur tout le processus digestif. Nécessité encore de laisser la plus grande place aux aliments vivants (fruits et légumes crus, miel, fromages, etc.) et aux céréales complètes.

L'organisme humain bénéficie du redoutable privilège de s'adapter au milieu créé par l'homme, aussi résiste-t-il assez longtemps aux pires aberrations avant de succomber. Ceux qui n'ont reçu qu'un patrimoine biologique déjà dilapidé par leurs parents résisteront moins longtemps que ceux qui sont issus d'ascendants particulièrement sains. Aussi peut-on juger plus de l'homme par sa descendance que par lui-même.

Quoi qu'il en soit, il faut tenir compte à la fois de ses origines et de la vie menée jusqu'alors pour régler la progression de la réforme alimentaire. Plus l'on s'est éloigné des conditions naturelles et plus lente sera la progression.

Rien n'est plus fâcheux qu'une expérience manquée, aussi mieux vaut prendre son temps, mais ne jamais revenir en arrière. L'important est de savoir où l'on va, et d'être bien décidé d'y aller.

Il est certain que ce n'est pas par raisonnement qu'un homme doué de facultés intellectuelles normales s'oriente dans cette voie. Il s'y trouve placé par un enchaînement de circonstances qu'il n'arrive plus à dominer, tellement il est prisonnier d'un réseau d'habitudes, de soi-disant « obligations », de passions insidieuses.

La crainte des responsabilités conduit trop souvent l'être humain à s'en remettre entièrement à d'autres pour l'entretien de sa santé. Comme, d'autre part, il n'admet que des agents extérieurs à l'origine de la maladie, jamais il n'envisage de modifier quoi que ce soit dans son comportement. C'est seulement d'un médicament, d'une opération, qu'il attend le retour à un état apparemment normal.

C'est d'autant plus dommage que l'organisme est bien mieux outillé que ne saurait l'être le plus qualifié des auxiliaires pour organiser sa défense. A la condition, bien entendu, que le mécanisme de protection ait été bien respecté, et non perturbé par des pratiques anormales.

Alors, devant une quelconque agression, observe-t-on deux phases principales de réactions. D'abord, une mise en action du mécanisme « d'urgence », comportant des moyens non spécifiques, c'est-à-dire les mêmes quelle que soit la situation. En attendant qu'intervienne la deuxième phase, avec ses agents spécifiques, tels que les anticorps adaptés à la nature de l'agresseur, l'organisme libère de la *properdine*, substance bactéricide, et une *catalase*, enzyme défensif intervenant aussi bien contre des microbes pathogènes que lors d'un conflit entre bactéries ou entre bactéries et cellules de l'organisme.

D'ailleurs, indépendamment de ces moyens extrêmes, nous avons à notre disposition, en permanence, des moyens toujours en alerte ; notamment certaines hormones, des éléments de la lymphe, et la plupart des sécrétions, toutes bactéricides : salive, suc digestif, sueur, larmes, lait, urine, bile avec son glutathion, etc. Et, naturellement, la fièvre, qui est le plus remarquable agent de défense, et aussi le plus négligé, puisque, souvent, un des premiers actes médicaux est de la « faire tomber ». Ainsi est interrompue l'oxydation, la neutralisation des déchets et germes pathogènes.

La deuxième phase de défense voit l'intervention des anticorps spécifiques, élaborés durant le déroulement de la phase initiale. Rien mieux que l'organisme n'est à même d'organiser une défense cohérente et efficace. On ne « tombe » pas malade parce que le déroulement normal des fonctions est livré au hasard, mais du fait que l'on n'a pas su entretenir correctement l'organisme. Aussi celui-ci ne peut-il organiser vraiment sa défense que si lui sont restitués les moyens adéquats et s'il dispose de ceux que la nature met à sa disposition.

Voici donc comment se comporter si l'on a choisi la voie de la santé naturelle avec la méthode harmoniste. On progressera dans cette voie dans la mesure où évolueront les conceptions, afin que celles-ci soient toujours en harmonie avec le comportement.

On sait qu'il nous faut bannir la crainte, l'exclure des pensées, et on le peut grâce à la sécurité du chemin suivi. Il est notoire qu'un organisme n'étant pas surchargé de toxines peut mieux se défendre qu'un autre ; ses défenses sont intactes, et ses réactions seront rapides et efficaces.

Pourquoi la médecine « scientifique » ne peut-elle trouver le secret de la vraie santé ? Parce que sa recherche est orientée dans un seul sens de destruction, et non dans celui du rétablissement d'un milieu normal, permettant l'équilibre et la protection naturelle.

L'attitude à l'égard de la nature et de ses manifestations doit donc être non agressive, et toute de confiance tranquille, car il est certain que se situent là les plus sûrs alliés de la santé.

LES AUXILIAIRES NATURELS DE LA SANTÉ

L'AIR

Le plus simple des éléments naturels, le plus à notre portée, c'est évidemment l'air. Élément tellement méconnu ou négligé que l'on laisse se corrompre celui qui est respiré dans les cités. Aussi ne doit-on négliger aucune occasion d'aller aérer nos poumons là où il n'y a ni usine, ni appareils dégageant des gaz toxiques, ni trop d'automobiles ; donc, où l'atmosphère est assez pure pour qu'y pénètrent toutes les radiations solaires. Çet air régénérateur et revitalisant permet de mieux supporter par ailleurs les incommodités de la vie citadine.

Quand les occasions se présentent d'aller à la campagne, à la montagne, à la mer ou dans les bois, ne serait-ce même que dans une forêt proche, où l'air est purifié en partie par la végétation, il faut s'évertuer de bien respirer à fond, en faisant jouer aussi bien l'abdomen que le thorax. Les hommes s'exerceront à la respiration thoracique pratiquée le plus généralement par les femmes, alors que celles-ci s'essaieront à faire jouer leur diaphragme, en direction de l'abdomen, ainsi que pratiquent le plus souvent les hommes.

On concentre mieux son attention sur la respiration, on la pratique d'une façon plus consciente, en la rythmant. Il suffit de compter un certain temps d'inspiration, puis le même nombre de secondes pour l'expiration, en l'augmentant progressivement, dans la mesure de ce qu'il est possible d'atteindre sans forcer. Une courte pause (une à deux secondes, pas plus) sera marquée entre inspiration et expiration, et entre expiration et inspiration.

L'EAU

Voilà encore des possibilités d'entretien ou de restauration de la santé bien à la portée de chacun. Même l'eau traitée des villes peut convenir pour l'usage que l'on compte en faire, bien que l'eau vraiment naturelle soit infiniment préférable lorsque l'on peut en disposer.

Il est bien des méthodes préconisant l'hydrothérapie. Chacune a sa valeur propre. Simplement choisira-t-on celle qui se prêtera le mieux à une pratique courante, au rythme de la vie moderne. On peut recourir à certains moyens prenant beaucoup de temps, dans un but thérapeutique limité, mais pour assurer une protection convenable il est préférable de s'en tenir à ce qui peut être pratiqué chaque jour, sans trop empiéter sur les occupations habituelles.

Le bain de siège, froid et court, pris chaque matin, aussi régulièrement que possible, suffit à maintenir l'organisme en état d'alerte, à le préparer à bien réagir devant le froid, la chaleur et toutes les micro-agressions que nous pouvons journellement subir.

Le matin, au moment de la toilette, on s'assied pendant trois à cinq minutes dans un récipient contenant quelques litres d'eau froide, ou seulement fraîche. Il suffit d'être immergé jusqu'au pli de l'aine, sans que l'eau déborde. On peut utiliser un bac en plastique, une très grande bassine ou un quelconque baquet. Si l'on dispose d'une baignoire, cela peut convenir, mais il faudra sans doute maintenir les pieds en dehors de l'eau, si leur contact avec le bain froid est désagréable.

LA LUMIÈRE

Il est évidemment question de la lumière naturelle, de celle du soleil, et s'il n'est pas traité exclusivement de l'ensoleillement, c'est que l'on profite des bienfaits du soleil lorsque l'on s'expose à la lumière, même si ce n'est pas dans ses rayons directs.

Si l'on peut souffrir d'une carence solaire, la simple carence de lumière n'est pas plus favorable. On parvient à provoquer des états expérimentaux d'anémie, par la privation de lumière. Une source artificielle de production lumineuse peut atténuer les conséquences de cette privation, mais seulement en partie car les radiations ainsi reconstituées ne sont qu'un amalgame de rayons isolés, sans grand rapport avec la complexité de l'harmonie du rayonnement solaire.

Mieux vaut tolérer les quelques dégradations des papiers peints et des tentures, attribuées au soleil, à tort ou à raison, et ne pas négliger une seule minute d'ensoleillement. Avec la lumière du soleil c'est la vie qui entre dans la maison.

C'est grâce à elle que l'on s'approvisionne en vitamine D. C'est même surtout grâce à elle car, en dehors des vitamines D que l'on peut élaborer avec l'irradiation des stérols de la peau, on ne doit compter que sur celle des végétaux pouvant en apporter si le délai entre l'ensoleillement sur pied et la consommation est assez réduit.

Il n'est ni nécessaire, ni même recommandable de stationner au soleil, surtout lorsque la circulation veineuse est déficiente. Mieux vaut aller et venir, s'occuper, jouer, marcher, que de rester immobile. Ainsi, les mêmes rayons ne touchent-ils pas trop longtemps les mêmes endroits, et tout le corps est également irradié par toute la gamme des radiations en provenance du soleil. Si l'on désire associer le repos et l'ensoleillement, on en tirera les plus grands bienfaits en se plaçant, aussi dévêtu que possible, sous un feuillage assez léger pour laisser filtrer les rayons solaires et pour frémir au moindre souffle. Ainsi obtient-on un véritable « massage » par radiations intermittentes. Bien des personnes qui craignent le soleil en supporteraient mieux l'action en procédant ainsi.

La pigmentation de la peau correspond à la fois à une nécessité du corps d'opérer le filtrage des rayons, selon les besoins du moment, et de constituer des réserves d'éléments protecteurs.

L'ARGILE

La prise d'un peu d'argile par voie buccale, de temps à autre, est évidemment favorable à l'entretien de la santé ; mais c'est lorsque celle-ci est déficiente que le recours à l'argile s'avère indispensable. Aussi bien pour neutraliser et éliminer les éléments toxiques que pour revitaliser l'organisme, en général, et les régions particulièrement touchées, en particulier, l'argile est *irremplaçable*.

Il suffit généralement d'une cuillerée à café d'argile en poudre que l'on diluera dans un demi-verre d'eau, dans la plupart des cas (de préférence, préparer le soir pour le lendemain matin, ou le matin pour le soir). Parfois, notamment dans certaines inflammations d'une région digestive, il faudra prendre cette dose avant chacun des deux principaux repas.

A l'extérieur, on applique l'argile au bas-ventre, sur le foie, les reins, la nuque, ou à tout autre endroit, selon les circonstances.

Après avoir fait un « mortier » avec de l'argile en morceaux et de l'eau, on étend cette pâte, très largement, sur un linge de toile pour former un cataplasme de deux centimètres d'épaisseur. Appliqué froid ou tiède, selon la tolérance, ce cataplasme est laissé en place deux à trois heures, ou toute la nuit s'il est appliqué le soir et bien toléré.

FATIGUE ET SURMENAGE

Il est bien difficile parfois de ne pas céder à la tentation de « prendre un remontant » lorsqu'on se trouve trop fatigué ou surmené. C'est là une résurgence de la conception, maintenant abandonnée, qu'il suffise d'absorber quelque chose de plus pour effacer la fatigue, vaincre le surmenage ou surmonter la dépression.

Lorsque les réserves d'énergie sont en voie d'épuisement, rien ne peut les reconstituer de suite. Un long intervalle se place entre l'absorption de l'aliment ou de la boisson et leur transformation en énergie utilisable, et encore faut-il que l'organisme puisse le faire convenablement.

Tout ce que l'on peut ingérer dans le but d'obtenir un résultat immédiat ne peut provoquer qu'une dangereuse excitation ou une encore plus dangereuse sensation d'euphorie par inhibition des centres nerveux. La fatigue est toujours présente, mais ce signal d'alarme ne retentit plus. On va alors tout droit à la destruction — irréversible le plus souvent — de cellules nobles.

La pratique habituelle des fortifiants, remontants, euphorisants, prépare à divers incidents. On comprend alors mieux qu'il y ait, rien qu'en France, plus de 400.000 paralysés, dont 200.000 de moins de quarante ans.

Il est maintenant reconnu qu'une des principales « vertus » des antidépressifs est de donner à l'intéressé assez de volonté pour... se suicider !

La simple tasse de café — sans laquelle « on ne pourrait se mettre en route » — est meurtrière pour le système nerveux, de même que le thé, le maté et tous les autres alcaloïdes (cacao compris).

Il est toutefois des défaillances passagères qui peuvent être surmontées avec quelques verres de jus de carotte ou de chou et quelques cuillerées à café de blé germé ; mais cela serait insuffisant si la dépression se prolongeait car les élements nutritifs de la carotte, du chou ou du blé germé doivent d'abord être métabolisés pour libérer leur énergie et la transmettre au corps défaillant. Alors est-il possible d'espérer un effet plus rapide avec les végétaux chlorophylliens, c'est-à-dire ceux qui sont de couleur verte ou ont passé par ce stade. Porteurs de l'énergie solaire qu'ils ont emmagasinée, ils la libèrent dès leur premier contact avec les dents, la langue et le palais de l'utilisateur.

Ce sont là des moyens licites, de toute façon bienfaisants, mais pas toujours suffisants pour remédier à un état dont les causes réelles doivent être décelées pour obtenir un résultat durable.

Pour ce qui concerne la simple fatigue, la fatigue justifiée, celle qui survient après un effort prolongé, à la suite d'une intense période laborieuse, il n'est pas d'autre remède acceptable et justifié que le repos.

Le surmenage est une erreur de même importance que l'alimentation à base d'aliments toxiques ou dénaturés. La recherche de conditions de vie plus conformes aux règles naturelles implique, à la fois, la réforme de l'alimentation et l'harmonisation des activités et du repos.

Avec la fatigue injustifiée, celle qui ne disparaît pas avec le repos, ou que, simplement, on peut retrouver le matin, dès le lever, il en va tout autrement.

Cette fatigue, de même que la dépression persistante ou la faiblesse physique, est traductrice d'un trouble profond dans les facultés d'assimilation.

Incontestablement, l'organisme ne parvient pas à mener à bien la transformation des substances nutritives jusqu'à leur stade terminal. Ou, si ce processus s'accomplit tout de même, tant bien que mal, l'utilisation des éléments énergétiques ainsi obtenus est perturbée par suite d'un déséquilibre nerveux, endocrinien ou autre. Peut-être encore, ce sont les transmutations biologiques qui ont été manquées.

A partir de l'herbe, l'animal herbivore peut fabriquer des protéines et toutes substances nécessaires à son organisme. L'organisme humain est capable de telles transmutations ; encore faut-il que ces possibilités aient été rétablies, après tant d'années — et de générations — durant lesquelles ses fonctions organiques ont été déviées ou incomplètement utilisées.

Alors importe-t-il, parallèlement au recours à des aliments plus vivants, mieux équilibrés, de s'efforcer de remettre en route un appareil organique somnolent.

Pour aider au métabolisme du calcium et autres corps faisant l'objet des principales et plus fréquentes carences, placer, trois soirs par semaine, un œuf entier, sa coquille bien lavée, dans une tasse à café ; combler avec du jus de citron, puis laisser ainsi toute la nuit ; prendre ce jus le lendemain matin, à jeun (l'œuf étant utilisé normalement en cuisine). Les autres matins, prendre une décoction de semences de Fenugrec (une cuillerée à soupe dans deux tasses d'eau ; bouillir doucement jusqu'à réduction de moitié).

Naturellement, on prendra de l'argile par voie buccale, à la dose d'une cuillerée à café dans un demi-verre d'eau, soit avant un repas, soit le soir au coucher (cela réussit mieux aux intestins paresseux).

Aux repas, soit avant, soit pendant, on prendra une bonne tasse de tisane, préparée à la dose d'une ou deux cuillerées à soupe du mélange qui suit, dans une tasse d'eau bouillante (bouillir doucement quelques minutes, puis laisser infuser jusqu'au refroidissement) : *Cassis, Cônes de Houblon, Géranium Robert, Serpolet, Lamier blanc*, 30 g de chaque.

Entre les repas, prendre un ou deux verres de jus

de carotte ou de chou ; ou un verre de l'un et un verre de l'autre.

Chaque matin, un court bain de siège froid (3 à 5 minutes, avec de l'eau jusqu'au pli de l'aine) aidera à la mise en route et accélérera les échanges organiques.

Dans la journée, un bain de pieds chaud contribuera également à cette accélération. On le préparera, soit avec deux poignées de vigne rouge, pour agir sur la circulation du sang ; soit avec deux poignées de sel marin, pour stimuler ; soit avec une poignée de son et une de feuilles de noyer, pour tonifier le système nerveux.

Une ou deux fois par semaine, on tirera les plus grands bienfaits d'un bain complet chaud, de quinze à vingt minutes, dans lequel on aura mis un ou deux kilos de sel marin, après y avoir fait macérer quelques poignées d'algues marines (varech vésiculeux, etc.).

Le soir, au coucher, si cela s'avère possible, une bonne friction de la colonne vertébrale (de bas en haut), soit à sec, soit avec de l'huile camphrée, soit avec un mélange de deux parties d'huile camphrée et d'une d'ail pilé, activera la circulation dans cette importante région.

Les ennuis dont il est question ici pouvant provenir d'un déséquilibre dans l'accomplissement des fonctions normales de l'organisme, il est alors bien compréhensible que la recherche d'aliments parfaitement appropriés s'impose.

On parviendra plus sûrement à pallier ce déséquilibre en partant d'aliments que l'on transformera le moins possible. Éviter donc ce qui a été dénaturé, en tout ou même simplement en partie. Utiliser le plus souvent possible les végétaux avec leur enveloppe, lorsque celle-ci est comestible. Ainsi, les fruits tels que pommes et poires ne seront pas pelés si l'on a la certitude qu'il n'y a pas eu de traitement « conservateur » externe. Les carottes seront râpées après avoir été seulement soigneusement lavées.

Si l'on peut accepter un léger blutage de la farine (90 à 85 %) pour la confection du pain (sur levain), on compensera cette extraction par des bouillies et galettes réalisées avec du blé moulu, et aussi du blé germé, lequel est un très puissant énergétique. On le met dans les crudités, dans le potage, on le prend dans du miel, du yaourt, etc.

Ainsi qu'il a été dit précédemment, il ne faudra négliger aucun aliment « chlorophyllien ». Les fruits le sont tous, ayant connu le stade de la verdeur. Les épinards et les salades sont également des condensateurs d'énergie solaire ; on doit leur donner beaucoup d'importance.

Bien entendu, les céréales seront recherchées aussi « complètes » que possible. On utilisera le blé sous forme de pain, farine complète pour la pâtisserie, couscous, etc. et encore le riz, le millet, l'orge (mondé), l'avoine (gruau), le sarrasin (en grains ou en farine), le sorgho, etc.

S'attacher à réaliser des préparations culinaires attrayantes, tant par leur saveur que par leur présentation. Il s'agit, en effet, de « parler » aux sens pour qu'ils agissent utilement sur les sécrétions, si importantes pour l'élaboration des aliments. Le rôle des aromates (ail, persil, estragon, girofle, muscade, basilic, etc.) est là irremplaçable. Aussi doit-on les utiliser largement et régulièrement.

D'autres conseils peuvent être utiles, notamment ceux de respirer de l'air aussi peu pollué que possible, de s'exposer au soleil, de se promener dans des endroits sains et agréables, etc. ; mais cela, on peut penser que tout le monde le sait.

LA DÉMINÉRALISATION

Une des principales carences reconnues étant celle de calcium, le terme « déminéralisation » est souvent considéré comme synonyme de « décalcification ». Cependant, des déficits peuvent exister pour bien d'autres corps minéraux : le squelette peut manquer de phosphore en même temps que de calcium, les cellules nerveuses de soufre, le muscle cardiaque de potassium, le poumon de magnésium, les globules sanguins de fer, etc. On connaît mieux maintenant le rôle si important de la silice dont le déficit est toujours retrouvé aussi bien dans les tissus lésés des artères que dans ceux des intestins, des poumons ou du système osseux.

Les dictionnaires médicaux indiquent que la déminéralisation est « l'élimination par les urines et les fèces d'une quantité exagérée de substances miné rales (phosphates, sels de chaux, de potasse, de sodium) ; on l'observe dans les maladies de dénutrition, les cachexies, la tuberculose ».

S'il est possible que la déminéralisation résulte de « fuites » (certains se plaignent de « perdre leurs phosphates en urinant »), il ne faut pas laisser dans l'ombre bien d'autres phénomènes aboutissant au même résultat. Ainsi, ce sont parfois les transformations qui se font mal, et l'organisme peut ainsi éliminer plus de fer ou de calcium qu'il n'en reçoit ; parfois aussi, un corps donne naissance à un autre.

Depuis Lakowsky jusqu'à Kervran, bien des biologistes et physiciens ont démontré que les corps vivants, autant végétaux qu'animaux ou humains, peuvent assurer des opérations de synthèse, permettant de « fabriquer » les éléments vitaux, en partant de corps voisins différents. On sait que les animaux qui excrètent le plus d'azote sont les herbivores, c'est-à-dire ceux qui en absorbent le moins. Après incubation, le calcaire augmente à l'intérieur de l'œuf, sans apport extérieur. Après germination, des graines contiennent plus de soufre, ou autres sels minéraux, qu'avant, sans que le liquide nutritif renferme de ces corps. Dans « Vivre Sain », nous avions déjà fait remarquer que le blé germé est plus riche en calcium, phosphore et magnésium que ce même blé avant germination. Dans un sol carencé, les « mauvaises » herbes contiennent souvent une partie de ce qui manque au terrain sur lequel elles croissent.

Les chercheurs précédemment évoqués se sont également aperçus qu'au cours de ces « transmutations biologiques », le sodium peut devenir potassium, calcium ou magnésium, et le potassium se transmuter en calcium, le soufre pouvant se transformer en phosphore, et le phosphore en soufre, de même que le manganèse en fer.

Une remarque très importante — capitale, même — est que ces transformations ne s'accomplissent qu'en présence d'un catalyseur ou sous l'influence de bactéries, et seulement à la lumière solaire.

Combien alors peuvent être reconnus comme illusoires les simples « additifs » ; absorption de calcium, de magnésium, de fluor, de soufre, etc.

Par contre, si l'on se dirige vers les végétaux et sous-produits animaux renfermant une grande abondance des corps minéraux recherchés, un résultat favorable peut être plus sérieusement envisagé, pour autant que ces corps sont associés à d'autres pouvant favoriser leur utilisation par l'organisme.

Cependant, même en s'adressant à des « appoints » naturellement complémentés, des difficultés restent souvent à résoudre, par suite des défaillances des organes transformateurs. Un organisme est toujours différent d'un autre, et rien ne peut être prévu à l'avance quant à ses réactions.

Alors, parallèlement à la réforme de l'alimentation, avec insistance sur certains aliments considérés comme particulièrement favorables, doit-on accorder la plus grande importance à la remise en ordre des fonctions, à leur normalisation, avec l'aide des éléments naturels : plantes, argile, air, lumière, eau.

Les catalyseurs étant d'importants vecteurs des transmutations biologiques, on se souviendra que la nature nous a donné l'argile et les plantes aromatiques.

Donc prendra-t-on l'argile le matin, en alternant (une semaine chaque) avec du fenugrec (une cuillerée à soupe dans deux tasses d'eau ; bouillir doucement pour réduire de moitié).

Après les repas, ce sera une tisane pour stimuler le foie (voir page 44 ou 58).

Nous souvenant que les bactéries sont également de très utiles auxiliaires dans tous les phénomènes vitaux, nous éviterons tout ce qui peut perturber l'équilibre de cette si précieuse flore. Les produits chimiques, l'alcool, le tabac, les médicaments, et même un simple dentifrice contenant des « désinfectants », constituent autant de menaces pour ces hôtes indispensables.

Nous nous souviendrons également que la lumière naturelle est irremplaçable ; aussi ne manquerons-nous pas de nous y exposer, et de donner toujours la préférence aux végétaux « chlorophylliens », c'est-à-dire à ceux qui sont les plus verts (ou ont passé par ce stade).

Sachant que le sodium peut se transformer en calcium ou en magnésium, certains pourraient en conclure qu'il est bienfaisant de manger très salé.

Ce serait méconnaître là une propriété du sel de ralentir l'action des ferments présents dans l'aliment. En effet, si l'on peut conserver des aliments périssables, grâce à la saumure, c'est qu'il y a inhibition des éléments de fermentation. Or, pour être digéré et assimilé, l'aliment a besoin de tous les ferments, aussi bien ceux qu'apporte l'aliment vivant que ceux qu'élabore l'organisme lui-même.

Si donc on peut admettre une introduction de sel plus importante que ce qui est nécessaire pour rendre plus sapides certains aliments, cela devrait se faire en dehors des repas, et même des digestions. Alors pourrait-on envisager le recours à l'eau de mer, encore trop négligée. Si l'on se souvient que, lorsque l'on était encore carnivore, on se régalait de l'eau des huîtres, doit-on essayer de se procurer de l'eau de mer (pendant les vacances, notamment, mais il en est aussi de commercialisée). Légèrement coupée d'eau douce, avec adjonction d'un peu de jus de citron, pour faire une bonne tasse en tout, cela est à la fois utile et agréable, pris une fois par jour, loin des repas.

Par la suite, après la cure de tisane hépatique, il sera possible d'améliorer encore la situation avec le recours à la tisane suivante : *Germandrée, Houblon*, 15 g de chaque ; *Ache, Aunée, Lavande*, 20 g de chaque ; *Lamier blanc, Prêle, Petite Centaurée, Romarin*, 25 g de chaque. Une ou deux cuillerées à soupe dans une tasse d'eau ; porter à ébullition, puis laisser infuser jusqu'à refroidissement. Prendre avant ou pendant les repas.

Bien qu'ils soient le plus souvent prescrits dans les cures d'amaigrissement, les bains d'algues et sel marin sont très utiles pour les personnes affaiblies et les enfants passagèrement déficients. Car, comme tous les remèdes naturels, ces bains ne sont pas amaigrissants, mais équilibrants. Contribuant donc au retour vers une harmonisation des fonctions, ils peuvent aider l'excédentaire à éliminer, autant que le déficitaire à récupérer. D'ailleurs, une élimination provisoire ne serait pas à craindre, celle-ci devant toujours précéder l'assimilation.

Mettre donc quelques poignées de varech vésiculeux dans deux ou trois litres d'eau bouillante. Laisser macérer jusqu'au lendemain. Jeter cette décoction dans le bain (bien chaud), avec trois ou quatre kilos de sel marin. Rester dans ce bain tant que l'eau est encore chaude. Pour ne pas boucher les conduits d'évacuation, les algues seront mises dans un sac en étamine.

En prenant, chaque matin, un court bain de siège froid, on accélère les échanges, favorisant ainsi les fonctions d'assimilation et d'élimination.

Des cataplasmes d'argile seront placés, chaque soir, sur le foie ou sur les régions semblant particulièrement touchées par la déminéralisation.

Les sources de la déminéralisation sont généralement lointaines ; elles peuvent même résider en partie dans des prédispositions héréditaires, aussi, le rétablissement d'une situation normale est-il tributaire d'une persévérance toujours récompensée.

Aucun détail ne doit être négligé, autant en ce qui concerne la vie en général, que l'alimentation en particulier. Celle-ci devra être aussi attrayante que possible, et toujours très variée. C'est par cette variété que l'on peut espérer se procurer les éléments faisant défaut. Les assaisonnements seront soignés, car ils agissent sur les sécrétions nécessaires à l'élaboration des aliments. Tous les aromates seront essayés, et les plus agréables reviendront très souvent. Par aromates, il faut entendre : persil, cerfeuil, ail, thym, oignon, ciboule, ciboulette, estragon, basilic, laurier, pimprenelle, muscade, girofle, etc. Toutes ces plantes réjouissent l'odorat et satisfont le goût.

L'ANÉMIE

Il faudrait mettre ce titre au pluriel, la médecine distinguant plus de trente variétés d'anémies dont les signes extérieurs sont bien connus : pâleur, décoloration des muqueuses, faiblesse, vertiges, etc.

Sous ce terme générique d'*Anémie*, on groupe tout ce qui se traduit par un appauvrissement du sang, avec diminution d'un ou de plusieurs de ses éléments, ou modifications dans leurs rapports (par exemple : surabondance d'érythroblastes).

La diminution des globules rouges peut découler aussi bien de leur destruction anormale (anémie hémophtisique) que de l'insuffisance de leur formation dans la moelle osseuse (anémie myélophtisique). Parfois aussi les globules rouges sont arrêtés à un stade de leur évolution (par exemple : quand les mégaloblastes ne se transforment pas en normoblastes).

Dans la chlorose (anémie hypochrome), il y a, à la fois, diminution du nombre des globules rouges et abaissement sensible du taux de l'hémoglobine. Cela coïnciderait avec un manque de fer, et peut être consécutif à la défaillance de la fonction hémato-poïétique du foie.

Avec l'anémie myéloïde (pseudo-leucémie), il y a atteinte conjuguée de la moelle et de la rate, celle-ci s'hypertrophiant (splénomégalie).

La leucémie n'est pas classée dans les anémies. Alors que le caractère marquant de ces dernières est la diminution des globules rouges du sang, la leucémie est caractérisée par l'augmentation des globules blancs et des formations morbides dans la lymphe et la moelle.

Lorsque l'anémie est « accidentelle », c'est-à-dire consécutive à une perte passagère de sang, par suite d'une blessure ou d'une hémorragie sans suite, elle disparaît progressivement avec la reconstitution des éléments sanguins perdus.

Il en va, évidemment, tout autrement, quand l'anémie survient à la suite de troubles fonctionnels ou de certaines graves affections avec, soit hémorragies répétées, soit destruction de certains composants du sang.

Avant de rechercher ce qui peut contribuer à la reconstitution des globules rouges ou de l'hémoglobine, convient-il de remédier à la cause initiale de l'anémie.

L'intérêt majeur de la méthode harmoniste est de ne pas nécessiter de diagnostic précis. Quand on sait que le sang passe par le foie où il est purifié et « complété », et où il reçoit la plupart des éléments nutritifs, protecteurs et précurseurs ; également que le foie élabore un facteur de maturation des globules rouges (souvent à partir de globules usés), et qu'il régularise la teneur du fer dans les globules sanguins, on conçoit que les efforts dans cette direction sont toujours payants. Une lésion anatomique se cicatrisera d'autant plus vite que le sang sera plus pur et plus complet.

On remarque, d'ailleurs, que le teint d'un anémique tire généralement plus sur le jaune que sur le blanc. Le plus souvent, l'anémique est également affligé d'un ictère, parfois assez discret (subictère) pour passer — apparemment — inaperçu.

Il est vain de prétendre lutter contre l'anémie avec du foie de veau, lequel, pour un infime apport d'éléments catalyseurs, introduit une foule de dangereux produits de désassimilation. Il l'est également de trop compter sur les transfusions de sang, dont le mécanisme est expliqué dans l'ouvrage « Le Foie, ce méconnu ».

De toutes ces erreurs, que l'on peut commettre dans l'anémie, la plus courante est celle de rechercher les aliments les plus « forts », les plus « reconstituants », et de vouloir en absorber — ou faire absorber — le plus possible. Voilà une erreur que l'on ne commettrait pas avec un moteur d'automobile, par crainte de le faire tomber définitivement en panne.

Quand le sang est anémié, c'est que tout l'organisme est déficient. Aussi convient-il de le mettre « au ralenti » et de ne le faire « repartir » que tout doucement, sans heurts. Un excès alimentaire ou un aliment trop fort ne peuvent que « détériorer » encore plus la situation. C'est folie que de surmener un organisme déficient.

La nature — et particulièrement ses végétaux — nous donne les remèdes, à la fois doux et puissants.

Rien ne reconstitue mieux l'hémoglobine (pigment des globules rouges) que le jus de carotte, et rien n'est plus favorable à la formation des hématies (véhicules de l'hémoglobine) que les épinards (à condition d'en prendre crus) si riches en fer et en chlorophylle. Tous les végétaux verts — ou ayant passé par la couleur verte, tels que certains fruits rouges — sont régénérateurs du sang, grâce à leur chlorophylle, à leurs sels minéraux et à leurs catalyseurs (vitamines, ferments, oligo-éléments, etc.). Il ne suffit pas d'introduire des éléments nutritifs dans l'organisme, encore faut-il que celui-ci puisse les utiliser. C'est là qu'interviennent utilement les catalyseurs précités.

C'est là aussi qu'intervient le foie qui va contribuer à la transformation des éléments nutritifs, de même qu'à leur assimilation, à leur fixation ou à leur mise en réserve, en un mot, à leur bonne utilisation. Opérant la sélection entre les éléments utiles et les produits de désassimilation, le foie déverse les uns dans le sang et les autres dans la circulation « de retour » qui les acheminera vers les émonctoires naturels (intestins, reins et vessie.).

De très nombreuses expériences ont confirmé le rôle utile de l'argile dans la reconstitution du sang.

De spectaculaires améliorations dans la composition du sang — contrôlées par numérations globulaires — sont survenues après des cures d'argile accompagnant l'inévitable réforme alimentaire.

Il est puéril de compter sur la viande — voire son jus — pour refaire des globules rouges. Si les mamans qui donnent des extraits de viande à des enfants anémiques voyaient le magma que cela donne dans l'estomac, elles en seraient épouvantées. Comment les pauvres organes digestifs pourraient-ils résister à un tel traitement ? Qui se moque du « sauvage » mangeant le cœur de son ennemi ou d'un lion pour fortifier son courage, ou leur cervelle pour gagner en astuce, trouvera tout naturel d'avaler des extraits d'organes animaux pour régénérer son propre sang.

Alors que, pour utiliser la viande ou son sang, il faut que l'organisme fasse un important effort préalable, il peut profiter de l'énergie « biotique » du végétal frais, dès le premier contact avec les papilles gustatives de la bouche. C'est là une source « directe » d'énergie.

A part les précautions pour faire redémarrer doucement l'organisme, l'alimentation de l'anémique ne présente rien de spécial, pour autant qu'il n'y a que deux modes alimentaires : le bon et le mauvais.

Les fonctions hépatiques seront stimulées par des applications d'argile (tiède) ou de feuilles de chou cru sur le foie (pour la nuit). Une tisane agira remarquablement sur digestion et assimilation ; en voici la composition :

Feuilles d'*Artichaut* ; racine d'*Asperge* ; sommités fleuries de *Caille-lait* ; racine de *Berbéris* ; racine de *Petit Houx* ; racine de *Pissenlit*, 25 g de chaque ; *Aspérule odorante* ; *Scolopendre* ; feuilles d'*Ulmaire*, 15 g de chaque. Une cuillerée à soupe du mélange par tasse. Bouillir deux minutes et infuser dix. Une tasse avant chaque repas. Un jour sur deux, ajouter une pincée de *Boldo*, par tasse.

L'argile par voie interne se prendra à la dose d'une cuillerée à café, dans un demi-verre d'eau, le matin à jeun.

Après une cure de trois semaines de la tisane et de l'argile, on marquera une semaine de repos, puis on reprendra l'argile en même temps que la tisane suivante :

Lamier blanc ; *Petite Centaurée* ; *Romarin* ; *Prêle*, 25 g de chaque ; *Lavande* ; *Ache* ; *Aunée*, 20 g de chaque ; *Germandrée*, cônes de *Houblon*, 15 g de chaque. Une bonne cuillerée à soupe par tasse à thé d'eau bouillante ; laisser bouillir doucement pendant cinq minutes. Une tasse au cours de chaque repas, ou un peu avant.

Des frictions de la colonne vertébrale, chaque soir, avec un mélange de deux parties d'huile d'olive et une d'ail râpé, activeront la circulation et produiront une salutaire stimulation dont l'effet est presque immédiat.

Le jus de carotte peut être pris à la dose d'un ou deux verres par jour (jusqu'à un demi-litre). Les épinards crus seront ajoutés aux plats de crudités. Ils s'accommodent très bien de la présence des carottes râpées, par exemple. D'autres aliments sont particulièrement utiles en la circonstance : Betterave rouge (crue, si possible), Raisin (frais et sec), Pomme, Abricot (frais et sec), Chou (cru de préférence), Prune et Pruneau.

Il est évident que si des organes sont déficients ou lésés (ulcère d'estomac, par exemple), des cataplasmes d'argile appliqués sur la région intéressée exerceront une action importante sur la composition du sang.

On se souviendra qu'il est une loi de la nature qui veut que la désassimilation précède l'assimilation, que l'élimination prélude à la reconstitution. Un léger amaigrissement, en début de traitement, ne doit ni surprendre, ni encore moins inquiéter,

Il a été donné de constater un cas de retour à un chiffre normal de numération globulaire, consécutivement à une hémorragie utérine s'étant prolongée durant trois semaines. Le taux normal s'est maintenu par la suite ; ce fait confirmant la pérennité et les impératifs de la loi précitée.

Il ne serait d'ailleurs pas évoqué une situation si elle était seulement le produit de l'imagination, et si la réalité n'en avait pas été largement confirmée.

LA TUBERCULOSE CHRONIQUE

Il peut sembler audacieux de traiter de tuberculose dans le cadre des méthodes naturelles, alors que tant de remèdes d'ordre médicamenteux feraient merveille en ce domaine, et tandis que, écrit un célèbre médecin-biologiste américain d'origine française, le Dr R. Dubos : « La génération actuelle va même jusqu'à croire que le contrôle des maladies infectieuses date de la vulgarisation des antibiotiques » ; mais le Dr Dubos poursuit : « En réalité, la mortalité due à de nombreuses autres affections avait déjà commencé à baisser en Europe occidentale et en Amérique du nord, bien avant l'introduction de méthodes spécifiques de traitement et de l'acceptation de la théorie du germe dans la maladie.

» De nombreuses informations nous ont été utiles pour rechercher les origines des progrès accomplis dans le contrôle de l'infection. La mortalité causée par la tuberculose a baissé constamment et régulièrement en Europe et en Amérique du nord dès le milieu du XIXe siècle. Depuis 1845, à l'époque où le taux de mortalité fut le plus élevé (500 pour 100.000), il baissa constamment, atteignit au tournant du siècle celui de 200 pour 100.000 et descendit en 1945 jusqu'à 50 pour 100.000. Et pourtant la thérapie scientifique n'avait pas encore été employée à cette époque, on ne se servait pas encore du vaccin antituberculeux, et les quelques moyens thérapeutiques en usage n'avaient qu'une valeur très limitée et ne touchaient qu'un petit pourcentage de la population atteinte ».

Une tuberculose traitée avec des médicaments spécifiques n'est jamais totalement guérie ; un réveil est toujours possible. Pour ceux qui n'ont rien changé à leur façon de vivre, c'est une « rechute », mais pour ceux qui sont devenus harmonistes, c'est une « crise de retour », ennuyeuse peut-être, mais sûrement favorable car elle amorce l'élimination définitive de la morbidité.

Parce que les résultats obtenus grâce aux méthodes naturelles ne figurent pas dans les statistiques — mais qui pourrait les y inscrire, puisqu'on les nie trop systématiquement ? — parce qu'ils ne répondent pas aux critères habituels, parce qu'ils sont déconcertants pour celui qui est ignorant des principes les inspirant, et surtout parce qu'ils risquent de déranger les habitudes, notamment celles de penser dans lesquelles on s'est installé une fois pour toutes, alors on ignore — on veut ignorer — ces résultats.

Comme il est difficile de ne pas les constater, on les considère donc comme des cas exceptionnels, des effets d'un heureux hasard, d'une chance pouvant n'être que passagère et sur laquelle il ne faudra pas compter toujours.

Par contre, les travaux de laboratoire jouissent de la plus grande considération, même quand les conditions de leur réalisation sont extrêmement éloignées de la condition naturelle. Ainsi, le docteur Dubos peut-il encore remarquer que le génie de Koch et de Pasteur fut surtout d'imaginer des situations expérimentales se prêtant à la démonstration de leur hypothèse, « situations où la rencontre de l'hôte et du parasite *suffisaient* pour provoquer la maladie ». Après avoir fait évoluer *artificiellement* les animaux d'expériences — choisis parmi les espèces les plus favorables — vers la maladie, ils pouvaient ainsi faire la démonstration de leurs théories. Leurs successeurs ne firent pas autrement, et continuèrent toujours ainsi, minimisant soigneusement, dans leurs tests, l'influence de facteurs susceptibles de dissimuler l'activité des agents infectueux qu'ils voulaient observer.

On s'est ensuite installé dans le dogme de la contagiosité de la tuberculose, et l'on n'en veut plus sortir, malgré l'évidence. Si des sujets peuvent être — prétendûment — contaminés par le seul contact passager avec un porteur de « bacilles », comment expliquer alors, si la contagion n'est pas un mythe, que des gens puissent vivre constamment avec les plus grands malades, sans être touchés par leur maladie ?

Si la tuberculose était réellement contagieuse, nous devrions être *tous* tuberculeux car, *tous*, nous avons été, un jour ou l'autre, en contact avec des porteurs de germes.

Cette notion de la contagion — aussi fausse que celle de l'immunisation artificielle — a trop longtemps conduit à des situations inhumaines (isolement du malade, ségrégation, éloignement des enfants, dispersion de la famille, et même opprobe quand le malade était considéré comme l'agent de contamination de l'entourage).

Certes, un organisme fatigué ou placé dans des conditions anormales — ce qui est malheureusement fréquent — peut parfois réagir assez mal devant l'intrusion de certains germes. S'il est lui-même déjà saturé de toxines, il est évident qu'il parvient à un stade où celles venues de l'extérieur ne peuvent plus être supportées. D'autre part, ces germes exogènes constituent autant d'agents d'excitation de ses propres éléments de morbidité. De cette excitation résulterait une virulisation des pro-virus présents dans la cellule.

Lorsque toutes les fonctions s'accomplissent correctement, quand le mécanisme des défenses réagit normalement, toutes les invasions de germes, quels qu'ils soient, sont vite neutralisées, et la perturbation qui peut en résulter reste sans conséquences fâcheuses. C'est donc seulement avec un terrain affaibli, des défenses amoindries qu'il est possible d'admettre un phénomène de « contagion ».

Les germes pathogènes venus de l'extérieur (exogènes) ne sont pas à craindre lorsque l'on dispose de défenses convenables, ce qui est le cas de la plupart des harmonistes. Nous disposons de puissants et nombreux agents protecteurs, présents à tous les niveaux ; qu'il s'agisse de la salive, des sucs gastriques, biliaires, pancréatiques, des sécrétions intestinales, de la sueur, du lait (pour les femmes qui allaitent), de l'urine même. Peu de germes résistent à ces sécrétions. Encore faut-il que celles-ci n'aient pas leurs propriétés neutralisées ou affaiblies par des pratiques inadéquates, telles que le recours à des produits renfermant des antibiotiques — ou même, simplement, des antiseptiques. Tout médicament de ce genre est perturbateur des défenses. Il suffit déjà d'un dentrifice chimique pour neutraliser les ferments de la salive, et c'est la porte ouverte aux agents perturbateurs.

Pour surmonter réellement et définitivement le handicap de la maladie, la première réforme à intervenir est celle des conceptions. Il est souvent plus dur de se débarrasser des idées reçues que de la maladie. Et c'est souvent un rude effort à fournir — surtout pour qui a une formation médicale — que d'abandonner la perspective d'une origine exogène de la maladie, celle-ci ne venant pas de l'extérieur, mais étant bien le résultat de certaines déviations, acquises ou transmises (comme c'est le cas avec la dégradation du capital biologique légué par les ascendants).

Si le rôle de l'hérédité dans la tuberculose ne peut être ignoré, il faut y voir l'influence des prédispositions, de la faiblesse du terrain, et surtout les conditions familiales de vie, avec les habitudes — dont les plus mauvaises — qui se transmettent de génération en génération. Alors suffit-il généralement de réformer ces conditions de vie pour effacer les effets et faire cesser le caractère de fatalité de cette hérédité, que l'on entretient trop souvent par simple ignorance de sa valeur réelle, comme de ses supports.

Longtemps on a considéré — et avec juste raison d'ailleurs — la tuberculose comme le fruit du taudis. Celui-ci a peut-être évolué ; cependant, s'il s'est transformé au point d'être devenu méconnaissable à l'observation superficielle, il n'en est pas moins toujours présent. L'aspect d'une maison peut être cossu et son installation confortable, mais si l'alimentation que l'on y prépare est malsaine, si les boissons sont nocives, si l'air y est imprégné de vapeurs d'alcool et de fumée de tabac, si l'harmonie est absente et les querelles fréquentes, si le climat mental est troublé et les enfants moralement abandonnés, eh bien ! cette maison est un taudis.

De même, la misère physiologique — génératrice de tuberculose — n'est pas toujours le seul résultat de la misère matérielle. les gens aisés pouvant la créer et l'entretenir par leurs excès, leur comportement inconséquent.

Il est incontestable — ou tout au moins devrait-il l'être — que ce n'est pas avec des vaccins et des médicaments que la tuberculose régressera vraiment, au lieu d'être simplement l'objet d'une transmutation, d'un transfert morbide, mais par le remède apporté à ses causes. A La Réunion où des dispositions spéciales permettaient à chacun de « bénéficier » gratuitement et à volonté des soins médicaux, ainsi que des médicaments, un douzième des habitants était tuberculeux. Seulement, là-bas, la consommation moyenne d'alcool serait de 15 litres par habitant et par an ; un tiers seulement des habitants étant considéré comme ayant un niveau de vie normal, alors qu'un autre tiers serait insuffisamment nourri, et le dernier souffrirait de carences alimentaires chroniques.

En France, si l'alcoolisme joue là un rôle désastreux, par contre ce ne sont pas tellement les privations alimentaires qui sont à incriminer, mais bien plutôt les excès et les déviations. Quand on écoute un tuberculeux faisant l'historique de sa maladie, un fait saillant se dégage bien vite : *toujours l'atteinte pulmonaire a été précédée d'une longue période de désordre hépatique avec dérèglement intestinal.*

Les aliments n'étaient plus tolérés sous leur aspect « vivant », il fallait les cuire tous, donc les dénaturer en partie ; d'où des difficultés de digestion, de transformations, de fixation.

C'est à la suite de la dénutrition survenant alors que la tuberculose peut apparaître. Les cellules affaiblies donnent naissance aux fameux bacilles qui ne viennent pas de l'extérieur, mais sont le produit d'une culture sur terrain morbide. La protection en silice étant défectueuse, ces cellules dévoyées que sont les bacilles vont pouvoir attaquer la paroi pulmonaire, là où fait défaut la pellicule siliceuse.

Cicatriser la lésion au moyen d'artifices médicamenteux n'est qu'un colmatage fragile, obligeant l'intéressé à prendre mille précautions dans son comportement ; d'autant plus qu'à la suite d'un traitement offensif (antibiotiques, etc.), les bacilles les moins résistants sont détruits. Leurs cadavres restent en suspension dans les liquides organiques. Quant aux variétés les plus fortes, celles qui ont résisté à l'offensive, elles prolifèrent alors d'autant mieux qu'elles ont la voie libre, nombre de concurrents ayant été détruits par les antibiotiques.

Il est évident qu'à un malade déjà traité médicalement et faisant une rechute, il serait imprudent de conseiller l'abandon brusque du traitement médical au profit de la méthode naturelle. Cette dernière requiert un minimum de réserves vitales, un système défensif pas trop perturbé et des réactions encore normales, toutes conditions difficiles à réunir chez un tuberculeux en période de rechute.

Alors conseillera-t-on plutôt de profiter d'une accalmie, aussi bien dans l'évolution de la maladie que dans la prescription et l'application des soins médicaux, pour entreprendre une réforme, progressive mais assidue, des conditions de vie et de traitement. On s'évertuera surtout — durant le répit d'une stabilisation pulmonaire — à réparer ce qui a été négligé... ou dégradé durant le traitement médicamenteux. A commencer par les soins les plus assidus à l'égard de l'appareil digestif.

Rien n'est plus favorable, dans ce but, que l'argile par voie buccale, que l'on pourra prendre avant un ou deux repas, à la dose d'une ou deux cuillerées à café par jour.

La fonction vésiculaire sera améliorée par la prise matinale d'une cuillerée à dessert d'huile d'olive, avec le jus d'un demi-citron, une semaine sur deux ; l'autre semaine étant réservée au fenugrec (une cuillerée à soupe dans deux tasses d'eau, réduire de moitié) qui, agissant sur foie et pancréas, améliorera l'assimilation. Le foie sera doucement stimulé avec la tisane suivante dont on prendra une tasse après les deux repas principaux : *Souci* et *Menthe*, 20 g de chaque ; *Romarin, Caille-lait, Aspérule odorante, Grémil, Réglisse*, 30 g de chaque. Bien mélanger. Une à deux cuillerées à soupe par tasse. Ajouter du miel si cela est agréable.

Sur foie et estomac, appliquer chaque soir un cataplasme préparé avec cinq poignées de son et deux de feuilles de lierre grimpant hachées (sèches ou fraîches ; cuire dix minutes après avoir ajouté un peu d'eau ; mettre dans une mousseline et appliquer bien chaud). S'il ne gêne pas, ce cataplasme peut être laissé en place toute la nuit.

Bien que le traitement harmoniste englobe l'ensemble des fonctions, la possibilité demeure d'engager une action particulière, en direction des régions touchées, notamment dans le but de freiner plus rapidement l'évolution de la maladie en période aiguë.

En même temps, donc, que l'on s'efforce de régulariser les fonctions et de stimuler les défenses, on peut seconder ces dernières par le recours à quelques moyens spécifiques naturels. On fera alors intervenir l'infusion de fleurs de sureau (30 g par litre d'eau bouillante ; infuser quinze minutes ; utiliser en boisson, à volonté) à l'intérieur, et pour l'extérieur, les frictions d'huile camphrée (deux parties) et ail pilé (une partie) sur toute la région pulmonaire, ainsi que les cataplasmes d'argile sur la partie plus spécialement affectée.

Au début des applications, il faudra tiédir l'argile et bien veiller à ce qu'elle ne se refroidisse pas, toute pratique naturelle devant provoquer plutôt le réchauffement de l'organisme que son refroidissement — sauf en cas de fièvre, bien entendu.

Certains, ayant encore de bonnes réserves vitales, peuvent se mettre au bain de siège froid. Celui-ci, pris dans une pièce climatisée, sera assez court (trois à cinq minutes) et pas trop froid (20 à 25 °C) au début. *Il doit être immédiatement suivi de réchauffement.* Dans le cas contraire, ne pas insister ; quitte à tenter d'autres essais, par la suite.

Lorsque les fonctions digestives iront en s'améliorant, on pourra favoriser la reminéralisation en procédant comme suit, trois fois par semaine : le soir, mettre un œuf entier, avec sa coquille bien nettoyée, dans une tasse à café ; ajouter du jus de citron pour combler ; laisser macérer toute la nuit ; le lendemain matin, retirer l'œuf et boire le jus. Utiliser l'œuf normalement, en cuisine.

Toujours dans le but d'aider à une meilleure fixation des corps minéraux, on prendra, en cours de repas ou un peu avant, la tisane suivante, à la dose d'une cuillerée à soupe pour une tasse d'eau (amener à ébullition et laisser ainsi quelques minutes) : *Galéga, Myrtilles* (feuilles), *Renouée, Géranium Robert, Houblon*, 30 g de chaque. Bien mélanger.

Étant donné l'effort imposé à l'organisme pour l'adapter ou le réadapter à des conditions de vie inhabituelles, il devient évident que le tuberculeux — plus que tout autre — doit observer une prudente progression, tant en ce qui concerne la mise en application du traitement naturel que la réforme de l'alimentation.

L'être humain possède malheureusement la faculté de s'adapter au milieu créé par ses artifices. Aussi abuse-t-il de cette faculté. Il n'est donc pas question de changer du jour au lendemain toutes les habitudes, même les plus regrettables.

C'est alors sans brusquerie que seront abandonnés les aliments malsains (alcool, viande et graisses animales, conserves, pain blanc, huiles et graisses industrielles, alcaloïdes, etc.) et adoptés les aliments vivants et équilibrés (fruits et légumes frais, crus le plus souvent, céréales complètes, fruits secs sucrés ou oléagineux, fromages et yaourts, œufs de provenance connue, miel).

On a remarqué que le poumon du tuberculeux, comme l'intestin ou l'estomac de l'ulcéreux, ou l'artère de l'athéromateux, est carencé en silice ; laquelle si précieuse silice se trouve, pour le principal, dans l'enveloppe des végétaux, céréales surtout. D'où l'intérêt primordial des céréales complètes et du pain fait avec de la farine peu blutée (90 à 85 %, au maximum).

Préalablement germé, le blé apporte des éléments reconstituants. En ajouter dans les aliments habituels (crudités, potages, etc.), à la dose de deux ou trois cuillerées à soupe par jour (ou plus, si cela est agréable et bien digéré).

Insister encore sur les fruits secs sucrés (dattes, figues, raisins secs, bananes séchées, pruneaux, abricots, etc.), lesquels apportent un maximum d'éléments nutritifs et reconstituants sous un volume restreint.

Les jus de légumes sont également précieux, notamment ceux de carotte, de chou, de betterave rouge, dont on peut prendre un ou deux verres par jour, de préférence entre les repas.

Ajouter beaucoup d'ail dans les plats de crudités ; c'est le plus efficace des antiseptiques naturels, lesquels ne causent aucun dommage aux éléments de la flore bactérienne *normale*.

Ne pas négliger le citron, pris en petites quantités répétées, la présence de l'acide citrique étant nécessaire au transport et à la fixation du calcium.

Pour le reste, en ce qui concerne l'alimentation, se reporter à notre ouvrage « Initiation à l'Alimentation Végétarienne Moderne ».

Il a été écrit par ailleurs (« Diabète et Malnutrition ») que l'on était tous des diabétiques en puissance ; mais ce qui est vrai pour le diabète l'est également pour la tuberculose, et à un moment de notre vie, par suite de quelques erreurs, il est possible d'être aussi bien sur le chemin de la tuberculose que sur celui du diabète, les deux états ayant des origines communes : malnutrition, surmenage ou imprudences graves.

Si l'on se trouve déprimé, anormalement fatigué, sujet à des malaises divers, à des insomnies, ou à tout autre trouble, c'est que quelque chose ne va pas. Il faudra alors y porter remède, sans recourir à des palliatifs, comme le font généralement ceux qui n'ont aucune notion de ce qu'est réellement la santé.

Combien sont incapables de discerner s'ils sont malades ou non, et doivent se prêter pour cela à des examens, d'ailleurs pas toujours révélateurs. Constatant l'état déplorable — pour l'observateur attentif et éclairé — de sujets considérés comme étant en bonne santé, les examens divers (radios, analyses, etc.) ne laissant parfois rien transparaître d'anormal, on peut être sceptique devant les campagnes de « dépistage ».

L'acquisition de conceptions exactes sur la santé permet de développer le sens de l'observation et le jugement, bien plus précis et efficace que les interventions de laboratoires ou appareils divers. On devient vite assez sensible pour déceler les signes avant-coureurs de la maladie, à un stage où elle ne peut encore l'être selon les critères médicaux. Et c'est bien avant l'apparition d'une lésion ou de la présence de germes pathogènes que l'on doit pouvoir déceler la maladie, et ainsi la prévenir par la rectitude du comportement.

EXEMPLES DE MENUS

JANVIER

Pommes
Carottes râpées, Olives, Scarole
Gnocchis au Gruyère
Tarte à la Cannelle

Poires
Basconnaise de Racines
Soupe aux légumes râpés
Œuf à la coque
Noix et Figues

Oranges
Oignons en Salade, Céleri-Rave
Riz à l'Anglaise
Carottes à la mode
Dattes

FÉVRIER

Clémentines
Mâche et Betterave crue
Velouté de Blé
Compote de Pommes et Gâteaux secs

Pommes
Endives, Épinards crus, Olives
Tourte aux Poireaux
Pruneaux

Ananas ou Poires
Basconnaise
Petites Tartes au Gruyère
Cake

Pommes et Oranges
Endivette, Échalotes et Champignons de Paris
Potage aux Pois cassés
Compote de Pêches séchées et Noix de Caju

MARS

Pommes
Fenouil
Lentilles
Pain de Miel

Pamplemousse
Champignons de Paris à la Mayonnaise
Petits Pâtés au Soja
Gelée d'Orange

Oranges
Endivettes sauce verte
Basconnaise et Blé à l'étouffée
Miel et Noisettes

AVRIL

Jus de Carotte
Pissenlits et Olives, avec Œuf dur
Aïgo Boulido
Fromage blanc

Pamplemousse
Kasha aux Oignons
Banane et Yaourt

Jus d'Orange
Beurre d'Ail, Cresson
Épinards avec Œuf mollet
Gâteaux secs

MAI

Fraises
Laitue, Radis, Olives
Pâté végétal
Gâteau de Semoule

Cerises
Basconnaise à la sauce au piment
Jardinière
Tarte aux Pruneaux

Cerises
Artichauts sauce verte
Asperges au gratin
Clafoutis

JUIN

Abricots
Cresson, Chou-fleur cru
Tomates farcies au riz
Crème mousseline

Fraises
Carottes râpées
Millet aux Champignons
Fromage

Abricots
Beurre de Cresson, Olives
Macédoine de Légumes
Surprise aux Fraises

JUILLET

Cassis et Fraises
Laitue, Oignons blancs
Blé à l'étouffée
Abricots meringués

Groseilles
Blé à la Jardinière
Délices aux Amandes

Framboises
Salade verte
Galettes de Pommes de terre
Fromage blanc

AOÛT

Abricots
Radis roses
Omelette farcie
Tarte aux prunes

Prunes
Cresson en salade
Couscous
Flognarde

Pêches
Céleri rémoulade
Sarrasin à la Menthe
Biscuit aux Noix

SEPTEMBRE	Raisin Batavia Salade mimosa Crème de Manioc ou Gâteau de Riz Prunes Tomates et Concombres Pissaladière Yaourt
OCTOBRE	Pêches Basconnaise de Racines Tourte au Fromage Compote de Prunes Raisin Poivron, Concombre, Tomate Bouillon de Légumes aux Flocons d'Avoine Pudding aux Pruneaux Macédoine de Fruits Basconnaise à l'Aïoli Choucroute cuite Chausson aux Pommes
	Pommes Cresson décoré Potée Savoyarde Sablé

	Raisin Basconnaise de Navet et Céleri en branches
NOVEMBRE	Betterave fourrée (farce maigre) Fromage
	Poires Basconnaise rose Boulettes de Blé à la Polonaise Miel

---

	Pommes Chicorée frisée à l'Ail Pommes de terre au four Crème Frangipane aux Raisins secs
	Oranges Basconnaise d'Hiver
DÉCEMBRE	Marrons boulangère Crème au Miel ou Bananes séchées
	Poires Salade panachée Céleri en Tournedos Œuf au plat Gâteau de Pommes

PETITS DÉJEUNERS

Soit : bouillie de blé, avec miel (ou sucre de canne) et purée d'amandes ;

ou : bouillie de blé salée, avec huile d'olive ;

ou : bouillon de légumes avec blé moulu, ou flocons d'avoine, ou couscous, ou tapioca ;

ou : tartines beurrées ou miellées, avec infusion de thym ;

ou : muesli (flocons de céréales avec miel, pommes râpées, fruits secs, etc.) ;

ou : fruits frais de saison ;

ou : fruits frais et secs (par exemple : pommes et noix, ou pommes, figues et noix ou noisettes, ou poires, dattes et amandes, etc.).

TABLE DES CHAPITRES

OUVRAGES DE R. ET J. DEXTREIT

L'ARGILE QUI GUÉRIT

— Mémento de médecine familiale, avec de nombreux exemples précis et cas de guérisons.
600e mille - 192 pages

BIOJARDINAGE

— Culture du sol selon les méthodes biologiques, sans engrais ni autres produits chimiques.
40e mille - 200 pages

CUISINE SIMPLE VÉGÉTARIENNE

— A l'intention de ceux qui débutent.
20e mille - 112 pages

LA CURE VÉGÉTALE

Tome I : **Tous les fruits et légumes pour se guérir.**
120e mille - 152 pages

Tome II : **Toutes les plantes pour se guérir.**
140e mille - 240 pages

DES ENFANTS SAINS

Tome I : **De la conception à la scolarité.**
55e mille - 224 pages

Tome II : **De la scolarité à la maturité.**
20e mille - 180 pages

GUÉRIR ET RAJEUNIR

— Tous les moyens curatifs naturels.
55e mille - 280 pages

LE SECOND SOUFFLE

— Pour une vie agréable et active après la cinquantaine.
10e mille - 280 pages

LA TABLE ET LA SANTÉ

— Nombreuses recettes, avec les proportions précises, permettant de **cuisiner sans mécomptes**.
80e mille - 632 pages. Relié

VIVRE SAIN

— Le problème de l'**alimentation naturelle** et de la **vie saine** étudié à la lumière de la science et de l'expérience harmoniste.
75e mille - 272 pages

ESPOIR POUR ARTHRITIQUES ET RHUMATISANTS

— Différentes formes d'Arthrite, d'Arthrose et de Rhumatisme ; leurs origines, leurs manifestations et leur traitement naturel.
130e mille - 96 pages

LE CANCER

— Que faire pour l'éviter. Que faire s'il est déjà là.
50e mille - 120 pages

POURQUOI, COMMENT MANGER DES CÉRÉALES

130e mille - 96 pages

CHOLESTÉROL ET ARTÉRIOSCLÉROSE

180e mille - 48 pages

LE CHOU POUR SE GUÉRIR

100e mille - 84 pages

LES TROUBLES DE LA CIRCULATION VEINEUSE

— Varices, Ulcères, Hémorroïdes, Fissures.
20e mille - 80 pages

LE CŒUR ET LA CIRCULATION

— Maladies cardiaques. Athérosclérose. Artérite. Varices. Hémorroïdes. Hypertension. Ulcères. Ménopause, etc.
120e mille - 112 pages

LA CONSTIPATION VAINCUE

150e mille - 72 pages

LA COLONNE VERTÉBRALE DES PETITS ET DES GRANDS

— Scoliose, Cyphose, Arthrose, Hernie discale, Décalcification, etc.
100e mille - 72 pages

CRUDITÉS

— Plus de 100 recettes de plats crus.
20e mille - 148 pages

LES CURES DE JUS DE FRUITS ET LÉGUMES

210e mille - 64 pages

LA DÉPRESSION NERVEUSE

— Les différents états névrotiques. Contrôle cérébral.
70e mille - 72 pages

DIABÈTE ET MALNUTRITION

— Tous les états prédiabétiques et prétuberculeux.
140e mille - 80 pages

STOP A L'INFARCTUS ET AU VIEILLISSEMENT PRÉMATURÉ

— Pour vivre mieux et plus longtemps.
40e mille - 112 pages

LE FOIE, CE MÉCONNU

— Petit traité de médecine naturelle.
180e mille - 160 pages

INITIATION A L'ALIMENTATION VÉGÉTARIENNE MODERNE

80e mille - 144 pages

MAIGRIR SANS CARENCES

— Les dérèglements glandulaires, etc.
110e mille - 112 pages

CE QUE PEUVENT LES MAINS

— Détecter, magnétiser, masser.
50e mille - 88 pages

LES MALADIES DE LA FEMME

— Métrite, Salpingite, Fibromes, Règles difficiles, douloureuses ou absentes, Stérilité, Troubles de la Ménopause, etc.
100e mille - 112 pages

CES MALADIES QUI MONTENT

— Coxarthrose, Ostéopathies, Hernie discale et Lombalgies.
20e mille - 84 pages

LES MALADIES A VIRUS

— Hépatites, Grippe, Herpès, Zona, etc.
30e mille - 104 pages

MENUS ET RECETTES

Tome I : **Pour Foie, Estomac, Intestins.**
70e mille - 48 pages

Tome II : **Pour Adolescents, Travailleurs de force, Sportifs.**
30e mille - 48 pages

Tome III : **Pour Cœur, Artériosclérose, Circulation.**
50e mille - 48 pages

Tome IV : **Pour Arthrite, Rhumatisme, Décalcification.**
50e mille - 48 pages

Tome V : **Pour Maigrir sans faim et sans carences.**
80e mille - 48 pages

LES 4 MERVEILLES

— Vertus nutritives et curatives du **Citron**, de la **Carotte**, de l'**Ail**, du **Thym**.
180e mille - 48 pages

LE MIEL ET LE POLLEN

90e mille - 48 pages

OÙ TROUVER...

— Vitamines, Sels minéraux, Protides, Acides aminés, Oligo-éléments, etc.
70e mille - 64 pages

QUAND, DANS LE SANG, IL Y A TROP DE LIPIDES, CHOLESTÉROL, ACIDE URIQUE

— Des précisions sur les corps gras.
40e mille - 96 pages

VOILA LE SOMMEIL

80e mille - 88 pages

SOINS DE LA PEAU

— Eczéma, Acné, Furonculose, etc.
90e mille - 96 pages

RIEN QUE DES SOUPES

— Plus de 140 recettes de soupes d'ici et d'ailleurs.
20e mille - 120 pages

LA SPASMOPHILIE

— Et aussi la Tétanie et l'Asthénie.
10e mille - 96 pages

POUR LA PRATIQUE SPORTIVE

— Traitement naturel d'éventuels incidents.
20e mille - 88 pages

TRAITEMENTS NATURELS D'URGENCE

— Remèdes naturels à appliquer immédiatement dans tout incident de santé.
80e mille - 72 pages